Te 161
11.

OBSERVATIONS CRITIQUES

SUR

LES BAINS DE MER,

PAR LE DOCTEUR X.....

Le 18 juillet dernier, au moment où je me disposais à quitter Caen pour un assez long voyage, j'aperçois dans le bureau des messageries Laffite et Caillard une affiche sur grand papier rose, telle que j'en avais déjà vu au coin des rues, aux portes des estaminets, des tavernes, dans des bureaux de diligences, des boutiques de barbiers et autres lieux publics. Sur cette affiche étaient écrits en gros caractères ces mots : « DES BAINS DE MER, *guide médical et hygiénique du baigneur*, par M. J. Le Cœur, de Caen (ne le confondez pas avec un « autre), docteur en médecine et docteur en chirurgie, de la faculté « de Paris (et non d'une autre), professeur adjoint à l'école prépa- « ratoire de Caen, etc., etc., etc., etc. ..... »

Séduit par tous ces titres énoncés sur cette pompeuse affiche, et par ces modestes *et cetera* qui me faisaient vivement regretter l'humilité de l'auteur, je désirai connaître son ouvrage. Je me rendis donc chez le libraire qui en était l'heureux dépositaire, et, bien que depuis longtemps l'éditeur l'eût mis en vente, affiché, publié, préconisé par toutes les trompettes stipendiées d'une ville, il me vendit son premier exemplaire.

Au moment où j'allais sortir de sa boutique, nous voyons passer un personnage d'une haute stature, aux larges épaules, aux joues bouffies, aux yeux de taureau. Il m'aperçoit tenant cet ouvrage. C'était M. Le Cœur. Un sourire du libraire lui annonce enfin une bonne fortune, la vente de son premier exemplaire. L'auteur semble

1847

radieux de joie ; il marche à grands pas et murmure ces mots: *Enfin le succès arrive, je vais être apprécié.*

Médecin moi-même, j'avais souvent prescrit les bains de mer à mes malades. J'en connais les effets et peut-être puis-je invoquer aussi mon expérience médicale avec autant de droits que l'auteur *des Bains de mer*. Je vais donc lire *les Bains de mer*.

———

Je commence par dire que l'ouvrage est précédé 1° d'une dédicace, 2° d'un avant-propos, 3° d'une préface, 4° qu'il est terminé par une partie sur laquelle M. Le Cœur a voulu, en finissant, arrêter les regards, par une *post-face*.

La dédicace, adressée à MM. Boscher, préfet du Calvados, et Daniel, recteur de l'Académie de Caen, a dû faire singulièrement rire ces administrateurs, et je pourrais leur prédire une vie bien courte, s'ils n'avaient, pour vivre dans l'avenir, que l'annexe de leurs noms à ce livre que l'auteur *a mis son bonheur à leur offrir*. (Préf., p. 2.)

Dans l'avant-propos je n'ai remarqué que cet axiome fort vrai en médecine « que les remèdes qui peuvent faire beaucoup de bien peuvent aussi faire beaucoup de mal. » (Page 15, avant-pr.) Mais cela est si connu qu'il n'était pas besoin de le dire. Peut-être eût-il été plus utile de rappeler que les médecins, qui peuvent faire beaucoup de bien, peuvent aussi faire beaucoup de mal. C'eût été un avis charitable à donner aux rares malades de certains docteurs.

Et certes, parmi ceux-là je ne puis comprendre l'auteur *des Bains de mer*, puisqu'il nous apprend (avant-propos, page 12) « que la position topographique de la ville qu'il habite l'appelle fréquemment sur le littoral où il a été à même de beaucoup observer, où la santé d'un enfant l'a forcé de transplanter pendant six ans sa famille, où il a été à même de donner des conseils à *un grand nombre* de personnes que l'état de leur santé appelait aux bains de mer. » (Préface p. 3.)

Pour diminuer l'étendue du sacrifice que M. Le Cœur a su faire en quittant ainsi la ville de Caen, et adoucir l'amertume de ses regrets, nous pouvons lui donner l'assurance que les malades de Caen n'ont pas eu à regretter son absence.

Dans sa préface, l'auteur nous apprend « qu'il s'est livré à quelques considérations sur les bains de mer et sur le mode de prendre et conserver des oiseaux de mer. » (Préface p. 7.)

Ce n'est pas dans un ouvrage de médecine que nous nous attendions à trouver des leçons de chasse et d'empaillement des oiseaux. Mais aux nombreux titres que s'est donné l'auteur en tête de son ouvrage, il a voulu ajouter ceux d'oiseleur et d'empailleur. Nous ne les lui disputons pas et ne nous donnerons pas même la peine d'examiner cette partie ridicule de l'ouvrage.

Passons à l'examen de la partie susceptible de discussion.

Une première découverte qui suffirait pour immortaliser l'auteur, c'est l'aphorisme par lequel il débute : « Toutes les fois que le médecin prescrit un traitement, il cherche à modifier ou l'organe affecté ou l'ensemble de la constitution. » T. 1, ch. 1, p. 2.

Cet axiome se réduit à cette balourdise : Toutes les fois que le médecin prescrit un traitement, il cherche à guérir l'organe malade. Quelle différence y a-t-il en effet entre *modifier* et *guérir* un organe malade ? Certain docteur y trouverait peut-être une différence que sa pratique aura su lui faire reconnaître, c'est qu'il est possible de modifier un état malade sans le guérir, ce qui arrive quand le remède, loin de le calmer, augmente le mal. Mais un médecin, qui mérite ce nom, se moquera de la stupide naïveté de M. Le Cœur.

Et il continue par développer imperturbablement cet axiome. Il apprend aux médecins, auxquels il prépare une révolution en médecine, « que pour agir sur les organes, il faut les mettre en contact avec des milieux ou agents capables de produire l'effet attendu. » (Tom. 1, pag. 4.)

Quel est l'homme si ignorant qui ne sache cela ? Ce que c'est que d'être docteur en médecine, etc., etc., etc.....!!

« Tel est l'effet des bains, dit-il, ils seront excitants ou sédatifs, toniques ou débilitants, selon l'effet qu'on a en vue d'obtenir. » (Tom. 1, pag. 5.)

Ainsi, d'après M. Le Cœur, l'effet des bains est toujours en rapport avec le désir, avec la volonté de la personne qui les emploie. Pour énoncer une telle balourdise, fallait-il être docteur, etc., etc., etc. ?

L'action du bain doit tendre à l'absorption, dit-il (tom. 1, pag. 7), et si on lui répond que le bain de mer étant pris froid et devant conséquemment resserrer les tissus et empêcher l'absorption dont il parle, il réplique avec une assurance imperturbable « qu'à l'action du froid va succéder la réaction, et par suite l'absorption. »

Il ne s'aperçoit pas que l'absorption est impossible au moment où le corps n'est plus en contact avec le liquide à absorber. N'importe, il croit si fermement que l'absorption de l'eau froide est le seul effet médicamenteux du bain, que méconnaissant cette loi de l'eau froide sur la peau, qui a pour effet d'en resserrer les tissus, de la rendre moins absorbante, il va jusqu'à dire « que si un baigneur altéré au moment où il se jette à l'eau, voit disparaître sa soif, cet effet n'est dû qu'à l'absorption du liquide salé dans les quelques minutes qu'il passe au bain. » (Tom. 1, pag. 22.)

Pauvres marins qui, rejetés loin du rivage, voguez sur des mers lointaines, privés d'eau, qui tendez vos voiles au ciel pour recueillir un peu de rosée, pauvres nautonniers qui vous mourez de soif, ah !

ne craignez plus ces souffrances! Avez-vous soif? Plongez-vous le corps dans l'eau et dans une heure vous en absorberez 1500 grammes. (Tom. 1, pag. 17.) Ne craignez plus sa salure ; si l'eau répugne au goût en la buvant, son âcre amertume ne se fera pas sentir au marin qui se plongera le corps au sein de la mer. L'eau se dégagera de ses sels en traversant les pores de la peau, et la pénétrant comme un filtre. Miracle donc ! Vive ce grand bienfaiteur de l'humanité. Messieurs Boscher et Daniel, vous montrerez-vous insensibles aux amorces d'une dédicace? Non; vous en ferez l'un un commandeur de la Légion d'honneur, l'autre un officier de l'université. Vous le pourrez ; mais de grâce, par pitié, par humanité, par charité, par amour des pauvres, n'en faites pas un médecin d'hôpital.

« Les bains de mer peuvent être nuisibles sans doute, mais les bains de mer *bien maniés* produiront les résultats les plus heureux. » (Tom. 1, pag. 29.) Laissons M. Le Cœur *manier* les bains de mer et passons.

Non-seulement les bains de mer bien *maniés,* comme les *manie* M. Le Cœur, ont des résultats avantageux au point de vue physique, en soumettant les malades à l'action d'un air plus vif, qui jointe à l'action médicamenteuse de l'eau de la mer, est un des moyens les plus avantageux que l'on puisse proposer aux personnes faibles et languissantes ; « mais à ces causes s'en joint une autre d'un effet tout moral, dans le temps surtout où nous vivons : la vie est si agitée, tout est convulsif et dévorant. » (Tom. 1, pag. 29 et 30.)

« La contemplation des vagues et le retour à des penchants innocents, qui s'annonce par le plaisir avec lequel *de grandes dames* s'occupent à ramasser des cailloux, ont des effets salutaires sur la santé du corps. » (Tom. 1, pag. 31.)

Il paraît que les *grandes dames* n'ont pas toujours des sentiments innocents, puisque M. Le Cœur nous dit qu'elles ont besoin d'y être ramenées par la monotonie des vagues.

Nous ne savons si les *grandes dames* seront flattées du compliment. Nous ne savons même ce que les grandes dames avaient à faire ici. Croit-on qu'il faut être grande dame pour être sensible aux beautés de la nature, pour sentir notre petitesse et notre fragilité en présence de ces vagues qui viennent nous jeter leur écume et se rire de notre impuissance? Ou l'auteur pense-t-il que la corruption n'est pas descendue dans les classes inférieures, et aurait-il voulu élever au-dessus des classes supérieures de la société les *grosses dames bourgeoises?*

Que M. Le Cœur nous eût dit que la solitude du rivage, la rêverie à laquelle on se livre avec délice sur les bords de la mer, la contemplation des vagues venant se briser sur les limites que leur a tracées la Providence, *hoc usquè venies, nec ultrà*, l'éloignement du tumulte des villes et parfois des passions qui s'y agitent, puissent modifier l'existence physique, l'état de santé des femmes, *des petites comme des grandes dames,* M. Le Cœur ne nous eût sans doute rien appris; toutefois il eût dit une chose éminemment vraie. Mais en vérité nous pensons que la mer pouvait être recommandée aux *grandes dames* par de meilleures raisons que celles du *plaisir avec lequel de grandes dames s'amusent à ramasser des cailloux.*

Il nous dit, en parlant de l'effet des bains de mer, que les substances marines sont absorbées et agissent comme toniques et résolutives, soit que l'absorption se fasse par la surface cutanée, ou par les muqueuses pulmonaire et digestives. (T. I, p. 34.)

Nous avons déjà démontré l'impossibilité de ce mode d'action : ils agissent beaucoup moins par l'absorption que par la réaction qu'ils déterminent. Pour tomber dans l'erreur grossière de M. Le Cœur, il faut admettre que plus on restera longtemps dans l'eau, plus on absorbera de sels marins, plus le bain produira d'effet, et cependant il est évident non-seulement pour tout médecin, mais pour toute personne douée de la plus vulgaire intelligence, que les bains trop longtemps prolongés sont sans résultats thérapeutiques.

Gardez-vous pourtant des bains de mer. « Les bains de mer sont très-utiles et un thérapeutique actif. Mais administrés intempestivement, ils peuvent occasionner un effet contraire à celui qu'on en attendait. » (T. I, p. 35.)

Comment donc, pauvres malades, saurez-vous si les bains de mer vous seront salutaires? Consultez un médecin, M. Le Cœur, par exemple, qui discutera dans sa *sagesse* leur opportunité.

Mais avez-vous même besoin de conseils? Ne vous a-t-il pas appris que les bains de mer produisent un effet conforme à celui que le malade veut obtenir? Voulez-vous que le bain soit débilitant? Il le sera, foi de M. Le Cœur. Voulez-vous qu'il soit tonique? Il le sera, foi de M. Le Cœur.

Ici M. Le Cœur tombe dans une absurdité un peu trop apparente. Il dit que l'effet des bains n'est pas toujours immédiat; qu'il ne commence souvent à se manifester qu'après la cessation de leur emploi. (T. I, p. 35.)

Voilà, il faut en convenir, un moyen infaillible offert à l'ignorance du médecin pour tromper les malades et s'attribuer, après son impuissance à guérir, la cure que le temps aura faite seul et souvent malgré lui !

L'auteur des bains de mer parle-t-il du choix du rivage que le baigneur doit faire; il nous engage à choisir un littoral plat, sablonneux et aride. « La transparence du liquide est à peine troublée, et par sa limpidité, elle invite le baigneur à s'y plonger. » (T. I, p. 44.)

« Si le baigneur veut s'assurer mieux encore de la sanité de la plage, qu'il mange du poisson pêché sur la côte. »

L'auteur oublie que tous les baigneurs n'ont pas les facultés stomachiques, les ressorts du palais aussi développés par l'exercice que peut les avoir une personne qui se trouve dans les mêmes conditions d'*idiosyncrasie* palatiale et stomachale que lui. Ce moyen ne peut donc être à l'usage que d'un petit nombre de personnes.

Quant à *la limpidité de l'eau qui invite les baigneurs*, cela serait tolérable dans une pastorale, mais est absurde dans un ouvrage scientifique. J'engagerai même les baigneurs à ne pas se fier à cette limpidité. L'eau la plus limpide peut être viciée par des corps nuisibles en dissolution, et celle qui se mêle du petit sable qu'elle soulève est souvent plus dégagée de substances étrangères que la première.

Le docteur a dû se demander quel était le moment le plus favorable pour le bain, et il recommande aux baigneurs de choisir l'heure de la marée descendante. (T. I, p. 92.)

Quant à nous nous considérons cette prescription comme une maxime erronée de charlatan. Il est des hommes qui veulent être dogmatiques en tout. Je dirai donc au baigneur : baignez-vous à la marée montante ou descendante. Baignez-vous même les jours où la mer est phosphorescente, sans craindre le contact de ses feux ; bien que M. Le Cœur la compare alors « à un lac de punch flamboyant, et les baigneurs à des damnés se débattant dans les flammes de la géhenne. » (T. I, p. 102.)

Oh! quelle admirable comparaison ; quelle belle image ! un punch flamboyant! comme c'est beau. C'est le plus attrayant spectacle à offrir à un ivrogne ; l'image est vraiment noble et digne. Mais les flammes de la géhenne; des damnés qui se débattent! Vous voyez que M. Le Cœur n'est pas seulement médecin, il est littérateur et théologien. Dante ne peignit pas mieux l'enfer.

« Ce phénomène a lieu, dit-il, lorsque l'air est sec et peu hygrométrique. » (T. I.) Ce que c'est que d'être trop savant, on emploie des mots qu'on ne comprend pas et l'on dit des bêtises. On doit savoir que l'hygromètre est un instrument qui sert à mesurer la sécheresse ou l'humidité de l'air. L'instrument est hygrométrique, mais l'air ne peut être que soumis aux vérifications hygrométriques.

S'il recherche les causes de cette phosphorescence de la mer, il fait preuve de la même rectitude de jugement.

Il pense que la phosphorescence de la mer est due à la présence de parcelles phosphoriques dans l'eau. (T. I, p. 109.)

Le médecin de Molière, interrogé sur les causes soporifiques de l'opium répondait aussi : *l'opium fait dormir parce qu'il a des vertus dormitives.* A son imitation, M. Le Cœur nous apprend que *la mer est phosphorescente, parce qu'elle contient des vertus phosphoriques.*

Il ajoute pourtant que ces parcelles phosphoriques sont dues à la fermentation putride de matières animales que renferme la mer, et il rejette le système de ceux qui les attribuent à des phénomènes électro-magnétiques qui se passeraient à la surface de la mer.

Que M. Le Cœur ne puisse préciser les causes de ce phénomène, cela est tout simple. Mais que penser de cette réflexion de l'auteur : « Une théorie n'exclut pas l'autre et s'y adapte bien, de manière à satisfaire tout le monde. » A l'un la vérité, à l'autre l'erreur ; voilà deux théories contradictoires ; si l'une est vraie, l'autre est nécessairement fausse ; n'importe ; il faut satisfaire tout le monde. M. Le Cœur est fort accommodant ; je doute que la science le soit autant que lui.

Ceci pourtant n'est pas facile à concilier avec ce passage (Tom. 1, pag. 122), où l'auteur, après avoir dit « que le mouvement continuel des eaux de la mer doit développer *dans elles* des phénomènes électriques, électro-chimiques, électro-magnétiques et d'autres.... » ajoute : « trop de gens font des conjectures ; je leur laisse ce léger plaisir. En fait de science, *moi*, je n'aime que le certain et le positif. » Que dites-vous là, Monsieur Le Cœur ?

N'est-il point trop affirmatif, lorsqu'il dit encore que les bains de mer sont un remède souverain contre les maladies scrofuleuses ? Je veux bien croire qu'il a *étudié à fond*, il le dit, les affections scrofuleuses sur les côtes de la Normandie ; mais enfin, je ne suis pas étranger à ces études, et je puis affirmer que si les bains de mer peuvent souvent déterminer la guérison de ces affections, ils sont si souvent restés impuissants, que je ne les conseille presque jamais à mes malades.

Je ne dirai rien sur l'usage indiqué par M. Le Cœur, de l'eau de la mer comme purgatif donné par voie d'ingestion. Je me borne à dire que les purgatifs ordinaires sont préférables.

Après des considérations générales, l'auteur passe à des préceptes spéciaux, aux bains de mer en particulier. Je puis affirmer à ses rares lecteurs que cette partie de l'ouvrage ne renferme pas moins de balourdises que la première. Nous ne les signalerons pas toutes ; nous indiquerons celles qui pourraient avoir des effets plus déplorables.

En parlant de la réaction qu'opère le bain de mer sur l'organisation, il nous dit que « c'est pour l'organisme la rentrée en possession de ses droits ; c'est souvent par un coup d'état qu'il est obligé de préluder au rétablissement de l'équilibre, indispensable à l'accomplissement normal des actes vitaux. »

Si le bain de mer ne pouvait produire d'effet que par une révolution si brusque, que par un coup d'état, nous engagerions les malades à s'en abstenir; les coups d'état sont dangereux en politique; ils le sont plus encore en thérapeutique. Pauvres malades, gardez-vous des coups d'état de M. Le Cœur ; il les ferait comme il le dit !

Nous pensons que, pour être salutaire, la réaction doit s'opérer sans secousse et sans violence ; qu'elle doit appeler le sang de l'intérieur à la peau sans provoquer une excitation fébrile, et nous rejetons bien loin la comparaison que fait l'auteur des effets de cette réaction avec ceux d'une fièvre intermittente.

Nous ne nions pas que les bains de mer conviennent aux enfants faibles et aux personnes atteintes de langueur chlorotique; mais nous ne comprenons pas ce passage : tom. 1, pag. 166 : « Ils conviennent aux personnes atteintes de langueur chlorotique, *tout en respectant*, sans la partager, l'opinion des médecins qui nient son existence chez l'homme, bien que je confesse qu'à la vérité ces cas soient fort rares. »

Ils conviennent, *tout en respectant*.... Qu'a-t-il voulu dire ? Quel français ? Est-ce qu'ils ne conviendraient pas si M. Le Cœur ne respectait pas l'opinion des autres médecins ?

« Ils conviennent, dit-il plus loin, dans les maladies du système lymphatique, tom. 1, pag. 168. » En vérité ceci ne se comprend plus. On voit des médecins à système, mais des maladies à système, qui ont un système, les *grandes dames* comprendront-elles cela ? Pour nous, nous ne comprenons pas.

Dans le chapitre 7, pag. 185, l'auteur nous annonce, à je ne sais quel propos, une profession de foi. Désireux de la connaître, je l'ai cherchée avec soin, mais sans en trouver trace. Je le regrette sincèrement, car c'eût été chose curieuse. M. Le Cœur en effet est converti ; « il n'ignore pas les quelques faits qu'on pourrait lui opposer, pour combattre sa conversion. » (Tom. 1, pag. 198.)

Dans la bouche d'un converti, nous n'aimons pourtant pas ces pompeuses paroles de l'auteur parlant des propriétés des fucus et des varecs : « Qui nous dit que le *grand auteur* des choses ne les a pas ainsi associées lui-même dans des proportions les plus convenables *encore* pour remplir un but utile. » (Tom. 1, pag. 198.)

Que ce mot *encore* est bien placé ! Quelle magnifique expression : *le grand auteur des choses*. Un autre aurait tout simplement exprimé les mots de Dieu ou de Providence. *Le grand auteur des choses !* Ah ! le docteur avait raison d'ajouter à l'énoncé de ses titres de nombreux etc.. etc.....

Mais revenons aux bains de mer. L'auteur les proscrit à la mer montante. « Ces bains le courbaturent, quoiqu'il soit d'une constitution robuste, d'un tempérament exagéré peut-être. N'est-il pas possible qu'il se passe dans ce bain une absorption miasmatique délétère pour l'accomplissement régulier des fonctions ? » (Tom. 1, pages 268 et 269.)

L'auteur en conclut qu'il faut se baigner à la mer descendante ou à l'heure du plein.

Toutefois sa prudence nous devait un conseil. Le bain à mer descendante exige de la prudence ; il ne faut pas s'aventurer au loin et s'exposer à être entraîné par le courant. « La mer est un élément perfide qu'il faut, à l'instar du caractère de certaines coquettes, bien connaître à fond, pour pouvoir se jouer de ses caprices. » (Tom. 1, pag. 279.) Prenez donc garde et défiez-vous des caprices de la mer, petites coquettes qui avez joué M. Le Cœur : la mer vous ressemble et comme vous a des écueils.

L'auteur, assez haut placé pour dédaigner le jugement public, nous dit « que ceux qui le liront lui feront honneur, que ceux qui ne le liront pas ne lui en feront pas moins. » (Tom. 1, pag. 284.) Je le pense comme lui, mais j'ajoute que ceux qui ne le liront pas s'épargneront bien du dégoût.

Les bains de mer, c'est une panacée, c'est la marotte de M. Le Cœur. Il les interdira seulement aux personnes atteintes de flegmasies aiguës et aux tempéraments nerveux. Il les conseille aux femmes enceintes ; et moi, sans le leur interdire d'une manière absolue, je leur conseillerai de n'y recourir qu'avec beaucoup de ménagement et de réserve.

Suivent une foule de chapitres où l'on voit que l'auteur n'a voulu que tirer au volume.

Que dire en effet de chapitres intitulés : *Arrivée aux bains de mer*, dans lesquels il est impossible de découvrir une idée nouvelle, utile : *Conduite à tenir*. Ne vous semble-t-il pas voir une maîtresse de pension indiquant aux petites filles la conduite à tenir pour mériter le prix de *bon ton !*

Laissons encore les chapitres intitulés : *des Bains d'air simple, des Bains de vapeur d'eau de mer, des Bains de sable de mer*, dans lesquels le ridicule seul le dispute au ridicule.

Passons bien vite sur ces chapitres intitulés : *l'Heure du bain*, où l'on voit cette règle noyée dans de grandes pages « que l'heure la plus convenable du bain est l'espace intermédiaire du déjeuner au dîner ; qu'il ne doit pas être pris à jeun, mais trois heures après et une heure avant le repas, si l'on veut obtenir une bonne réaction.

Me donnerai-je la peine de parler de ces nombreux chapitres où il s'occupe de la calotte de toile cirée, du vêtement de bain, de sa coupe, « de la nécessité, pour les dames, du pantalon, sans lequel le mouvement incessant des vagues ne tarde pas à relever la robe et à mettre à découvert une *infinité de choses* qu'on tient généralement à maintenir cachées. »

Allons, mesdames, couvrez-vous de la chemise et du pantalon et ne montrez pas à nos chastes regards *votre infinité de choses*. Prenez le costume indiqué ; l'auteur « l'a vu porter par de jeunes demoiselles *très comme il faut.* »

Que le vêtement de bain soit en laine *foncée.* « Que les baigneuses, néréides momentanées, n'oublient pas qu'avant tout elles sont femmes, et doivent abandonner les vêtements diaphanes à leurs sœurs des profondeurs de la mer. »

Nous ignorions que les néréides portassent des vêtements diaphanes. M. Le Cœur sait tant de choses que nous ignorons !

Laissez donc aux néréides, mesdames, les vêtements diaphanes ; si vous vouliez imiter vos sœurs de la mer, *ces jalouses* se vengeraient.

Ailleurs, l'auteur des bains de mer proscrit « les bonnets de toile cirée, peu gracieux, et le masque dont il a vu se couvrir une jeune et sémillante baigneuse, qui, si ces quelques lignes tombent en ses blanches mains, sera assez bonne pour les lui pardonner et ne les accueillera que par...... un de ses charmants sourires. » M. Le Cœur, sévère mentor, devait s'élever « contre un excès de précaution qui constitue un véritable larcin commis au préjudice des baigneurs. »

Je crains bien que la jeune et jolie baigneuse ne se moque *du ministre de la santé* et ne s'épargne une lecture bien fastidieuse ; mais qu'il soit certain que si elle peut vaincre son dégoût et consentir à salir ses blanches mains des pages de son livre, elle rira.

M. Le Cœur a un chapitre pour l'indication des chaussons de tresse de lisière, un pour l'indication des sabots, de la ceinture, un pour l'indication du lavage des vêtements, quatre autres pour dire au baigneur qu'il doit *entrer franchement* dans l'eau trois heures après le repas, que l'immersion brusque est préférable à l'immersion graduelle du corps ; qu'un bain de mer par jour suffit.

On voit que M. Le Cœur, tirant au volume, a voulu fatiguer le papier par une foule de redites intolérables, qui roulent toutes sur un fond stérile, sur le même fonds d'idées, d'idées absurdes en médecine, d'idées absurdes au point de vue du bon sens.

Qui croirait en effet qu'un médecin, docteur en...... etc., etc., etc., etc., etc., ait écrit cinq chapitres sous ces titres : 1° du guide, 2° qualités du guide, 3° fonctions du guide, 4° personnes qui ont besoin de guide, 5° précautions si on ne prend pas de guide, pour ne rien dire que d'absurde, pour ennuyer profondément quiconque aura le courage de lire ces pages.

Ces pages auront pourtant un effet utile dans les insomnies des malades ; la lecture peut en être prescrite comme un narcotique puissant, hébétant, assommant et amenant de lassitude le sommeil.

Que le lecteur ne s'endorme pas trop tôt ; qu'il veille assez longtemps pour lire les chapitres des *circumfusa*, des *ingesta*, des *applicata* et des *excreta*, de M. Le Cœur, et je lui promets au lieu d'un narcotique, un des vomitifs les plus nauséabonds que l'on puisse employer. Puisse le dégoût ne pas l'empêcher de lire les chapitres *gesta* et des *percepta*, et je me fais caution que cet homme est difficile à purger par les vomitifs.

S'il m'était permis ici d'adresser une prière, dans l'intérêt public, à ce vénérable médecin, qu'un déplorable conflit a déterminé à donner sa démission de chirurgien en chef de l'Hôtel-Dieu de Caen, et à laisser libre à l'ardente convoitise de l'auteur *des Bains de mer* une place qu'il honorait par sa science et son dévouement, je supplierais M. le docteur Le Sauvage, de vouloir bien analyser les *ingesta* et les *excreta* de M. Le Cœur, et de nous dire s'il n'est pas d'accord avec nous sur les effets que la thérapeutique en peut retirer, soit comme narcotique, soit comme vomitif, diurétique, purgatif et drastique.

M. Le Cœur est aussi ignorant en physique qu'en médecine. Je n'en cite qu'une preuve. Il nous dit (tom. 2, pag. 21) : « que la température est plus basse au bord de la mer que dans les terres. » L'observation démontre, au contraire, qu'elle est plus élevée sur le littoral, et le thermomètre y descend moins d'un degré sur sept environ.

Ce n'est pas le froid, du reste, qui lui fait défendre aux dames les robes décolletées et prescrire les robes de laine. « Ce costume, dit-il, offre aux vents plus de résistance et a pour les promeneuses l'avantage de ne pas autant modeler leurs formes.

Que M. Le Cœur devient pudique. C'est le même sentiment qui lui « fait défendre les robes décolletées, aux risques de courroucer beaucoup de jolies baigneuses. » (Tom. 2, pag. 25.) Tartufe, de Molière, ne pouvait voir le sein de la femme d'Orgon.

Si M. Le Cœur est fort en *thalassiophitie*, il ne l'est pas en grammaire. Quelle est la jolie baigneuse qui ne renverra pas à l'école l'écrivain qui écrit, en proscrivant les lits trop moelleux, « que les chefs d'établissements de bains ont instinctivement *prévu* à ce précepte de l'hygiène ? » (Tom. 2, pag. 29.) Dites donc *pourvu*, lui dirait-elle.

Elle ne lui passerait pas davantage cette autre phrase où, après avoir dit que les dames peuvent mouiller hardiment leurs cheveux, il ajoute : « L'eau les rend plus rebelles à la volonté de l'artiste capillaire, comme *ces messieurs* s'intitulent aujourd'hui. » Je cherche en vain le mot auquel *ces messieurs* se rapporte ; je ne vois qu'un singulier. La jolie baigneuse rappellerait encore M. Le Cœur aux règles de la grammaire pour ces fautes : « Chez d'aucuns, il y aura des épistaxis. » (Tom. 2, pag. 130.) Pour cet autre passage où il dit : « Cet état maladif peut simuler des affections plus graves et *en imposer* au premier abord *pour* une fièvre muqueuse ou typhoïde. » (Tom. 2, pag. 135.)

Enfin si indulgente qu'elle soit pour M. Le Cœur, elle ne lui laissera pas passer le *davantage* dans cette phrase : J'apprécie *davantage* les bains de mer *bien maniés que* les bains d'eau douce. » (Tom. 2, pag.   .)

Si l'ouvrage fourmille de fautes lourdes de ce genre, on trouvera peut-être une compensation à ces fautes dans le charme d'un style aussi brillant que celui-ci : « Quel que soit le genre d'application médicamenteuse à laquelle le malade croira devoir se soumettre, qu'il ne le fasse pas sans l'avis préalable *d'un ministre de la santé*, judicieux, éclairé et capable. » (Tom. 2, pag. 135.)

Tout autre aurait dit : sans l'avis d'un médecin. Mais *d'un ministre de la santé*, c'est bien plus ridicule et conséquemment plus d'accord avec l'ouvrage.

Ailleurs encore, il parle sans s'être compris : « Le séjour sur le littoral a des résultats assez toniques pour qu'il soit *nécessaire* d'y ajouter *encore* les propriétés excitantes de préparations inutiles prises ainsi par habitude, sans l'avis *d'un ministre de la santé.* » Pour qu'il soit *nécessaire*, le ministre de la santé devait dire : pour qu'il soit *inutile*. (Tom. 2, pag. 66.) Il ne s'est pas compris.

Décidément M. Le Cœur rougit du titre de médecin. Il veut être ministre de la *santé*. La santé est une déesse dont M. Le Cœur est le ministre. Allons, mesdames, allez consulter *le ministre de la santé*, et si *dans votre infinité de choses* (expression de M. Le Cœur), quelqu'une est malade, le ministre de la santé aura bientôt réparé ce léger désordre par une ordonnance qu'il contre-signera : *le ministre de la santé* est responsable.

J'aurais bien quelque chose à dire des *excreta* de M. Le Cœur; mais ils sont si nauséabonds qu'il m'a été impossible de les examiner. Je crois même que personne ne poussera son examen plus loin que moi.

A propos de ses *excreta*, il nous parle des émétiques comme purgatifs et provoquant *ses excreta*. Mais, dit-il, je n'ai jamais trouvé dans *ma clientèle nombreuse*, l'indication de les administrer. (Tom. 2, pag. 73.)

Clientèle nombreuse sur le littoral, nombreuse à Caen, M. Le Cœur le dit, mais nous ne nous en doutions pas.

Il est une chose que M. Le Cœur aime à répéter, on ne sait pourquoi ; c'est « qu'il doit être consciencieux. » (Tom. 2, pag. 85.) Craindrait-il que l'on doutât que la providence en l'organisant lui eût donné la conscience ?

M. Le Cœur a intitulé la quatrième partie de son ouvrage : *Variétés*. A ce titre, il eût pu ajouter *plaisantes*; plaisantes, en effet, sont ses variétés.

A quoi bon répéter dans ses variétés les rares idées développées dans le premier volume? Il voulait deux tomes et il a pensé que l'on compterait les feuilles sans peser le mérite du livre. N'eût-il pensé qu'à moi, son Aristarque, il eût dû m'épargner la fatigue de parcourir tant de sottises médicales, grammaticales et littéraires.

Je ne vais donc pas parler des compilations faites à tort et à travers dans un ouvrage estimable de M. Chauvin, sur les productions thalassiophytes, sur les côtes envisagées au point de vue géologique, et divisées en terrains *secondaires*, c'est-à-dire, *stratifiés* ou *neptuniens*, et en terrains primitifs, c'est-à-dire, *non stratifiés* ou *neptuniens* et composés de roches cristallisées.

Je ne parlerai pas des chapitres consacrés à la méthode de conserver les plantes marines. Tout y manque, le style, les idées, une méthode.

M. Le Cœur, après avoir parlé de la chasse, en homme qui sait mieux se servir du fusil que de la lancette, nous apprend à conserver les oiseaux de mer par le procédé Gannal, qu'il copie en plagiaire éhonté. Gannal, en nous apprenant à ouvrir une des artères carotides et à introduire par cette ouverture, au moyen d'une pompe, une dissolution saturée de sulfate simple d'alumine sec, de chlorure de cuivre, ou d'acide arsénieux, n'avait pas prévu qu'un stupide plagiaire profanerait ainsi par l'application aux animaux une découverte précieuse, qui a pour but de conserver à la douleur des familles les membres que la mort leur a pris.

Il n'y a dans ce volume qu'un chapitre qui eût pu offrir de l'intérêt, s'il eût été passablement fait, c'est celui qui traite de la submersion et du secours à donner aux noyés.

« Dans l'asphyxie, dit l'auteur, la mort survient par la cessation des fonctions du cœur, du cerveau ou du poumon. » Je ne crois pas que la mort se produise jamais sans ces phénomènes ; ceci n'est pas spécial à l'asphyxie.

Je m'attendais à trouver, après cette division, quelques règles, quelques préceptes utiles, et je n'ai pu voir que des idées incohérentes, contradictoires et absurdes.

Une personne est-elle retirée de l'eau sans connaissance ? Les secours à lui donner consisteront dans des stimulants intérieurs, des spiritueux ; dans des stimulants extérieurs, frictions, moxas, bains chauds.

Dans l'asphyxie du cerveau, on saignera au bras ou à la jugulaire externe.

Dans l'asphyxie du poumon, on saignera également au bras.

Mais comment reconnaître le caractère de l'asphyxie ? C'est là ce qu'on devait nous apprendre et ce qu'on ne dit pas.

Dans ces variétés, je dois signaler comme faux, ridicule et absurde, un portrait empoulé que fait l'auteur des derniers instants d'un noyé. « Ils vous parleront (les noyés) de ces bourdonnements, de ces tintements insupportables d'oreilles qu'ils ont éprouvés, de cette sensation de gonflement de tête et de poitrine, et surtout comme torture morale, de ce sentiment de rage indicible, de regrets amers, qui accompagnent toute défaite après une lutte acharnée, alors que le submergé sent que tous ses efforts demeurent stériles; que, quoi qu'il fasse, tout est fini pour lui; qu'il lui faut abandonner tout espoir, dire à jamais adieu aux affections qu'il laisse en arrière, *à ce ciel si pur, à ce soleil* quelquefois si radieux. » (Tom. 2, pag. 243.)

Est-il une personne de bon sens qui puisse croire que telles doivent être les préoccupations d'un homme qui se noie? Se livre-t-il alors aux regrets d'avoir manqué la victoire et au sentiment de la honte d'une défaite? Est-ce bien le *ciel si pur et le soleil si radieux auxquels il lui faut dire un éternel adieu*, qui causent ses angoisses? Pauvre médecin, pauvre écrivain, pauvre moraliste, pauvre homme!

Que dirai-je des chapitres où, parlant des secours à donner aux noyés, il copie M. Orfila?

On couchera le noyé sur le côté droit, la tête découverte et un peu relevée; on le déshabillera; on lui penchera la tête pendant une minute pour faciliter la sortie de l'eau; on aspirera avec la bouche l'eau renfermée dans les bronches et la trachée-artère; on le plongera ensuite dans un bain tiède; on fera des frictions avec une brosse ou un morceau de laine trempée dans de l'eau-de-vie camphrée, sur le creux de l'estomac, la poitrine, le ventre, les cuisses et les bras.

A défaut de bain chaud, on essuiera le malade avec des linges secs et chauds, ou l'on promènera sur les membres une bassinoire, un sachet rempli de cendre chaude; on recouvrira les parties frictionnées d'étoffe de laine, d'une vessie remplie d'eau chaude, de briques chauffées.

On passera sous son nez des allumettes soufrées ou un flacon d'alcali volatil. On brûlera sur son estomac, du linge, de l'amadou, du papier.

On donnera un lavement d'eau de mer, ou d'eau douce, saturée de 120 grammes de sel.

On lui fera avaler une cuillerée d'eau-de-vie, si son état s'améliore.

Dans ces compilations faites à M. Orfila et à une ordonnance de police de la préfecture de la Seine, nous nous garderons bien de rien reprendre. Nous passons donc pour arriver à une partie assez dégoûtante de l'ouvrage, à la *post-face* de M. Le Cœur. La *post-face*, on le sait, est la partie opposée à la face. Un mot donc de la *post-face* de M. Le Cœur.

Sa *post-face* est loin d'être attrayante, et la jolie baigneuse qui lu tourne la tête comme les *grandes dames*, qui elles *grandes dames*. s'amusent, au grand étonnement de M. Le Cœur, à ramasser de petits cailloux sur la grève, en détournera les yeux avec dégoût, bien qu'il ait voulu l'enjoliver par la déjection de *quelques vers*.

« Il ne voulait pas écrire, mais d'exigeants amis l'ont forcé à monter sur le théâtre, lui ont représenté les beautés de son ouvrage et les droits que le public avait à sa publication. Il a dû déférer à leurs conseils. »

« Et puis il a voulu lancer une réponse écrasante à ceux qui n'ont pas craint d'exploiter au préjudice de sa clientèle, des absences trop nombreuses, continuées pendant six étés consécutifs dans l'intérêt exclusif de la science. »

Quel est donc celui d'entre nous qui eût pu songer à exploiter ses absences ? Sa présence à Caen fut-elle jamais pour nous une concurrence sérieuse ? Que **M.** *le ministre de la santé* fatigue le pavé des rues de Caen ou le sable de la grève de Luc, la clientèle des autres médecins n'en sera pas moins la même. Qu'il se rassure : On ne peut être jaloux que d'un mérite reconnu.

« Qu'on ne lui reproche pas des incorrections de style ; il est plus habitué à manier la lancette que la plume, et ses souvenirs de rhétorique commencent à s'effacer. »

Et bien moi, son Aristarque, moi qui ne suis pas louangeur de ma nature, je déclare loyalement que j'aime mieux lui voir la plume que la lancette à la main. Ce n'est pas que je veuille dire qu'il sache écrire ; qu'il ait eu même à perdre des souvenirs de rhétorique ; non, bien loin de là ; ma pensée est que, si lourdes qu'elles soient, ces fautes, du moins, contre la grammaire ne sont pas homicides.

M. Le Cœur finit par « larguer les amarres qui retiennent au port son œuvre quasi-maritime, en lui souhaitant de ne pas être travestie par la calomnie. »

La calomnie ? Qui donc y pensera, quand, sans sortir du vrai, il y a tant à dire sur et contre cette œuvre pitoyable, dont la critique la plus modérée, la plus bienveillante, ne pourrait s'empêcher de dire qu'on n'y trouve ni goût, ni style, ni étude, ni science ; mais une répétition dégoûtante de quelques idées pillées par ci par là, tissu d'absurdités, d'incohérences, de faux principes, de niaiseries, de balourdises.

Mais, tranquillisez-vous ; vous trouverez bien peu de lecteurs aussi courageux que moi, assez intrépides pour avoir parcouru comme moi, ces nombreux chapitres remplis de sottes idées, quand elles sont vôtres ; de compilations plagiaires quand elles sont raisonnables. La critique, libre, indépendante, austère, ne vous fera pas l'honneur de descendre si bas.

Ne vous flattez même pas d'un naufrage en pleine mer ; votre vaisseau a échoué contre un écueil, sans même sortir du port où une orgueilleuse et stupide confiance l'a lancé. Aveugle, vous ne voyiez pas que votre œuvre n'a pas reçu de son auteur les conditions nécessaires à l'existence. C'est un enfant mort-né, trop faible pour lutter contre son idiosyncrasie il devait mourir. *Requiescat in pace.* N'en parlons plus.

N'en parlons plus ; convenez pourtant que vous auriez bien mérité quelque chose sur *votre post-face,* ne fût-ce que pour m'avoir tant ennuyé ; heureux vous êtes que l'on ne donne le fouet qu'aux enfants.

FIN.

PARIS. —Typographie de H. V. DE SURCY, rue de Sèvres, 37.

www.ingramcontent.com/pod-product-compliance
Lightning Source LLC
Chambersburg PA
CBHW050041230526
45470CB00003B/1392